OBSERVATIONS

TOPOGRAPHIQUES, MÉTÉOROLOGIQUES ET MÉDICALES

[illegible]

[illegible] RIO DE LA PLATA

PENDANT LE BLOCUS DE BUENOS-AYRES

Présentées à l'Académie royale de Médecine de Paris
le 7 décembre 1841

PAR ADOLPHE BRUNEL
Docteur en médecine, chirurgien-major de la corvette *la Perle*

PARIS
DESLOGES, ÉDITEUR D'OUVRAGES D'ART
ET DE SCIENCE
RUE SAINT-ANDRÉ-DES-ARTS, 39

1842

OBSERVATIONS

TOPOGRAPHIQUES

MÉTÉOROLOGIQUES ET MÉDICALES

Imprimerie de A. HENRY, rue Gît-le-Cœur, 8.

OBSERVATIONS

TOPOGRAPHIQUES, MÉTÉOROLOGIQUES ET MÉDICALES

FAITES

DANS LE RIO DE LA PLATA

PENDANT LE BLOCUS DE BUENOS-AYRES

Présentées à l'Académie royale de Médecine de Paris
le 7 décembre 1841

PAR ADOLPHE BRUNEL

Docteur en médecine, chirurgien-major de la corvette *la Perle*

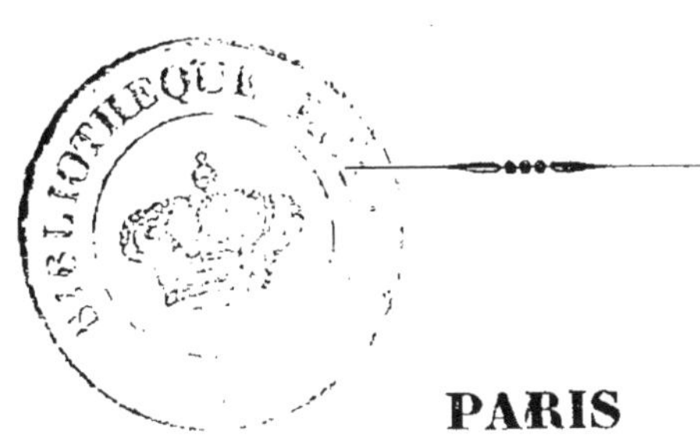

PARIS

DESLOGES, ÉDITEUR D'OUVRAGES D'ART
ET DE SCIENCE

RUE SAINT-ANDRÉ-DES-ARTS, 39

1842

A la Mémoire

DE PHILIPPE DE GINESTE,

Lieutenant de Frégate,

Assassiné par les soldats de Rosas dans une des bouches du Parana,

LE 17 SEPTEMBRE 1840

Souvenirs... Regrets...

A. BRUNEL, D.-M.

OBSERVATIONS

TOPOGRAPHIQUES,

MÉTÉOROLOGIQUES ET MÉDICALES.

TOPOGRAPHIE.

Le Rio de la Plata est cette grande masse d'eau placée entre le 34 et le 36e degré de latitude sud, qui, après avoir traversé dans plusieurs sens et à des distances considérables, l'Amérique Méridionale, après avoir donné la fertilité à un grand nombre de provinces, va se décharger dans l'Océan Atlantique.

Le Parana, le Paraguay, l'Uruguay et le Rio-Salado, navigables dans presque toute leur étendue, sont les fleuves principaux qui concourent à former le Rio de la Plata. Ce bras de mer reçoit en outre, dans son sein, un grand nombre de rivières qui m'ont paru très-importantes, tant sous le rapport des communications commerciales que sous celui de la qualité des eaux. En effet, les eaux qui proviennent de la rive droite de cette partie du fleuve sont douces; quelques unes ont la propriété de pétrifier les substances animales et végétales. La pétrification se produit avec tant de promptitude, que les substances susceptibles de se corrompre n'en ont pas le temps : les fruits pétrifiés ne sont pas rares (1). Tandis que celles qui proviennent de la rive de Buenos-Ayres sont saumâtres et ont une saveur caustique ; elles contiennent en dissolution des sels de soude et de potasse. Des rochers de granit et de mica pur se rencontrent plutôt sur la rive orientale.

L'étendue qui donne au Rio de la Plata une si grande magnificence est contrebalancée par son peu de profondeur, qui cause à la navigation de fréquents embarras. Le peu de sûreté que l'on rencontre dans les ports rend la navigation de la rivière dangereuse ; car il n'y a que deux canaux qui peuvent recevoir des embarcations de quelque importance jusqu'au confluent des rivières, l'un qui suit la côte nord, et l'autre celui du sud. La largeur à son embouchure, entre les caps Santa-Maria et San-Antonio, a plus de quarante lieues. Ces caps sont les bornes nord et sud que donnent les géographes au Rio de la Plata.

C'est au-delà de Montevideo, à plus de vingt lieues de l'embouchure de la rivière, que les eaux

(1) Les eaux du Rio-Negro, qui traverse la République orientale, sont très-salutaires. Des personnes malades font le voyage tout exprès pour s'en servir, car elles sont regardées comme très-efficaces dans les affections cutanées, la syphilis. On pense, dans le pays, qu'elles doivent cette qualité à la grande quantité de salsepareille qui croît sur ses bords.

commencent à être potables, entre la pointe de Santa-Luisa et los Piedras.

Les bancs et les îles y sont en grand nombre : l'île Martin-Garcia est une des principales du Rio de la Plata. C'est une forteresse ou plutôt une position fortifiée par la nature. Sa situation est entre la Colonia et Las-Vaccase, à une distance d'environ dix lieues de ces deux points; elle a près d'une lieue de tour. Elle défend l'entrée de l'Uruguay et du Parana, et présente dans son milieu un plateau sur lequel est un fort avec plusieurs pièces de canon. Elle est encore intéressante pour le naturaliste, par la nature de son sol primordial (1), par la variété d'insectes et de plantes qui s'y rencontrent.

Le Rio de la Plata est navigable pour toute espèce de navire. C'est par lui que s'introduisent tous les produits d'Europe, et qu'ils se répandent dans les différentes provinces de l'intérieur. Il est borné dans le nord par la province de l'Uruguay, et dans le sud par la République Argentine. Buenos-Ayres, capitale de cette dernière, est placée sur la rive droite, tandis que Monte-Video est située sur la rive gauche. Ces deux villes commerçantes sont placées sur un sol élevé, bien aéré, et sous l'influence d'une douce température. Ces deux villes,

(1) Cette roche contient du feldspath, du quartz et de l'amphibole; elle a servi à paver les rues de Buenos-Ayres, pendant l'administration de Rivaldavia. Le 11 octobre 1838, l'île de Martin-Garcia a été prise d'assaut par les marins de l'escadre française.

avec des canaux qui sont l'ouvrage de la nature, communiquent à l'ouest avec toutes les provinces de la Confédération Argentine et de la République de Bolivie. Par leur position géographique, elles sont destinées à être deux centres d'un commerce actif, deux grands débouchés pour les produits de l'industrie européenne. Le commerce entre ces deux villes n'est, à proprement parler, qu'un commerce de cabotage, parce qu'il ne s'alimente que du produit de l'industrie étrangère. Quant au commerce intérieur, il se fait par les rivières ou par terre. Cette dernière voie n'offre pas peu de difficultés. En effet, quoique le pays soit uni dans la plus grande étendue, le défaut de routes, de ponts, rend très-difficile le transport d'articles pesants à quelque distance de la place où ils ont été produits; aussi les principaux obstacles se rencontrent quand il faut traverser une rivière ou un torrent.

Buenos-Ayres (1), bâtie sur un terrain à trente-

(1) Buenos-Ayres devint, en 1825, la capitale de la Confédération des provinces du Rio de la Plata, qui composaient presque l'ancienne vice-royauté. Depuis 1827, époque à laquelle fut dissous le dernier congrès général des quatorze provinces qui composaient cette République, il n'existe plus aucun traité politique qui les unisse en un corps de nation, et qui forme une loi constitutionnelle. Rosas, dont la science gouvernementale consiste dans la déception et la fraude, fait résonner constamment les paroles de Confédération Argentine; mais ce nom ne représente aucune réalité, parce qu'il n'existe ni pacte fédéral, ni gouvernement fédéral, ni congrès de toutes ou parties de ces provinces. Chacune d'elles est un État indépendant et souverain, qui se régit par des ins-

trois pieds au-dessus du niveau de la rivière, a été fondée en 1535 par Pedro Mendoza (1). Depuis l'indépendance, il a été le bureau de la propagande de l'Amérique Méridionale; c'est là que la civilisation a posé son premier pied lors de la découverte du pays; c'est de son sein qu'est parti le premier cri de liberté qui a donné plus tard l'indépendance à toutes les colonies espagnoles de ces contrées. C'est sans contredit un des points les plus importants par l'étendue de ses relations commerciales (2), par sa position géographique; elle possède l'immense avantage de devenir sous un bon gouvernement l'entrepôt, non-seulement de toutes les provinces de la

titutions particulières, et par des autorités qui lui sont propres.

(1) A l'époque de la découverte, le territoire de Buenos-Ayres était occupé par les Indiens Querandis. Cette tribu s'étendait depuis le cap Saint-Antoine jusqu'à la rivière de Las Conchas. Ils opposèrent aux Espagnols une résistance très-forte. Dès l'origine, Mendoza et ses compagnons furent obligés de se retirer. Plus tard, les usurpateurs eurent besoin de toute la force et tout le génie de Garay pour ne pas être expulsés une seconde fois. A mesure que la superstition espagnole augmentait, les Querandis étaient forcés de se retirer vers le sud, où ils se sont confondus avec les Indiens Pampas.

(2) On a tiré l'état général du mouvement des fonds publics de la province de Buenos-Ayres, pendant l'année 1824, l'extrait suivant des entrées.

	piastres.
Revenus de première classe, droits et contributions	2,350,215 — 6 1/2
Revenus de seconde classe, vente de propriétés	78,582 — 2 1 2
Revenus de troisième classe, loyers, rentes et services. . . ,	159,994 — 1 3/4
	2,588,792 — 2 1/2

Confédération, mais encore du Paraguay, de la Patagonie et de la riche Bolivie. Les Européens et principalement les Français, qui ont porté l'industrie d'Europe dans le pays, sont persécutés depuis que Rosas est à la tête du gouvernement. Il n'en était pas de même pour nos compatriotes sous l'administration de 1822. Les Français, sous Rivaldavia, trouvaient de grands éléments de succès à Buenos-Ayres dans la disposition naturelle des esprits. Le bon goût, l'urbanité, beaucoup de qualités sociales, semblent être héréditaires aux habitants. Cette ville, qui, à cette époque, approchait de la civilisation des villes européennes, donnait sur beaucoup de points la préférence à nos goûts et à nos usages. Je ne puis m'empêcher de citer ici les paroles du docteur Francia à M. Rengger pendant que celui-ci était dans la province du Paraguay. « Le Gouvernement français a eu tort de ne pas prévenir les Anglais dans la reconnaissance des nouvelles Républiques de la Plata. L'analogie du caractère national, la communauté de religion et la nature industrielle de la France, plus appropriées aux besoins de ces contrées, semblaient appeler ces relations qui eussent ouvert des voies nouvelles et inappréciables au commerce français. »

En 1826, cette ville comptait plus de 80,000 habitants, tandis que de nos jours elle en compte à peine 40,000, depuis que le président Rosas est au pouvoir. Buenos-Ayres a perdu une grande partie de sa population, soit par les assassinats, soit par les émigrations, soit enfin par l'accroissement de la mortalité occasionné par les souffrances d'un peuple tyrannisé. Cette ville, populeuse et commerçante sous l'administration paternelle de Rivaldavia, a pris l'aspect d'un désert en 1840. Si l'on ajoute à cela les pertes matérielles, elles sont incalculables. Rosas a anéanti l'industrie, les arts, ruiné le commerce en s'attirant la haine des autres provinces, et en laissant maintenir un blocus par les navires français. Enfin cette ville, opprimée depuis plusieurs années par un gouvernement sanguinaire et féroce, bien loin d'être en progrès, tombe en décadence. Son commerce, même avant le blocus français, était bien déchu, et sa population avait diminué considérablement.

Monte-Video (1), capitale de la République Orien tale, placée sur la rive gauche de la Plata, à trente

(1) Les Espagnols eurent longtemps à lutter contre les Charruas. Ces Indiens, qui inondaient le territoire oriental, étaient la tribu des bords de la Plata la plus féroce et la plus indomptable. Lorsque les Espagnols voulurent s'emparer de leur territoire, ils le défendirent pas à pas avec un courage extraordinaire. La lutte contre eux commença avec le premier qui découvrit la rivière de la Plata, et ne finit que lorsqu'ils furent anéantis. Entre la mort de Solis et l'extermination de cette tribu, trois siècles de guerre, de destruction et de désolation se sont écoulés ; quand ils se sentaient faibles pour affronter seuls le courage des Espagnols, ils sollicitaient l'alliance des autres tribus aussi barbares qu'eux, dont l'amitié se resserrait au moment du danger. Les Charruas ayant persisté dans leur système d'attaque et de pillage, et ne cessant pas d'épouvanter les habitants de la bande orientale, furent exterminés en 1831 par les armées de la République, sous les ordres de don Frutuoso Rivera.

lieues du cap Sainte-Marie et à quarante lieues de Buenos-Ayres, se présente en amphithéâtre flanqué à la gauche du golfe ; elle est construite sur une roche composée de granit et mica. Pendant notre séjour dans la Plata, la population s'était élevée à plus de 25,000 habitants. Son port est sûr et assez profond pour recevoir toute sorte de bâtiments, ce qui n'arrive pas à Buenos-Ayres à cause des bancs qui sont disséminés en grand nombre dans la rivière.

Depuis que l'Espagne avait perdu le monopole de ces contrées, Monte-Video était déchue de son ancienne suprématie à cause de la guerre civile. Aujourd'hui c'est une ville toute commerçante. Sa position avantageuse et la liberté de son système commercial sont les garanties suffisantes de sa richesse et de sa prospérité future ; tous les produits de l'industrie y trouvent en effet un libre accès, et les pavillons de toutes les nations y sont admis avec les mêmes droits et les mêmes avantages. Toutes les monnaies du monde commercial ont cours dans cette République.

Les objets de luxe, les denrées de première nécessité, les liquides, les farines, forment les articles principaux d'importation. En échange de ces objets importés, l'État oriental livre au commerce étranger des cuirs de bœuf, de mouton et d'amphibies, des laines, du suif, des plumes d'autruches, des os de bœuf, des crins, de la viande salée, des chevaux et des mules.

La nation qui fait le plus de commerce avec cette République est le Brésil : viennent ensuite les Anglais, les Sardes, les Français, les Américains. Le Brésil fournit à l'Etat oriental du sucre, du café, du rhum, du mastic et du tabac. Il en reçoit la viande salée qui est la nourriture des nègres.

La République de l'Uruguay a pris un accroissement considérable pendant le blocus français. Les Argentins de la classe la plus éclairée, que Rosas a forcés de s'expatrier, se sont retirés sur ce territoire. Avec cet accroissement de population et de prospérité, le commerce y est devenu très-considérable. Elle a concentré tout celui qui se faisait dans la Plata.

De nos jours, notre commerce a considérablement augmenté avec cette République. En 1834, la France envoyait à Monte-Video trente-un navires; en 1839, cinquante-huit navires français faisaient la traversée : on voit que le nombre a presque doublé. Les importations d'Europe, en 1834, n'étaient que de 13,822,110 francs, parmi lesquels la France ne figurait que pour un sixième ; en 1839, l'importation dépassait 40 millions, et la France y était pour plus d'un quart. On peut aussi attribuer une partie de ce résultat au blocus de Buenos-Ayres.

Dans les villes des bords de la Plata, l'industrie est dans un état incomplet ; l'industrie manufacturière est très-restreinte : on peut la regarder comme insignifiante. Le peu que l'on rencontre de tous les objets ne peut soutenir la concurrence, ni pour le prix ni pour la qualité avec l'étranger. Le nombre d'indigènes qui s'occupent d'arts mécaniques est très-faible ; ce qui fait que l'industrie manufacturière est peu étendue. Les provinces reçoivent nécessairement de l'étranger non-seulement les objets de luxe, mais encore les denrées de première nécessité que réclame leur consommation.

Les bords de la Plata présentent une situation agréable, un climat tempéré, une terre abandonnée à sa fertilité naturelle, couverte de gazon, bien arrosée et coupée de rivières. Son sol est sablonneux, mêlé à une terre noire végétale, argilo-calcaire ou argilo-siliceuse ; des pâturages beaux et gras y nourrissent une quantité considérable de bestiaux ; la vigueur qui caractérise tous ces végétaux, arbres, arbustes, plantes graminées, accuse dans le sol une merveilleuse fécondité. Il peut donner tous les produits compatibles avec le climat ; mais le manque de population et la facilité avec laquelle les habitants peuvent pourvoir aux besoins les plus pressants de la vie, sont cause que la terre est très-imparfaitement cultivée, et qu'on ne retire presque aucun avantage de la puissance de la végétation. La position géographique, l'étendue et la fertilité de cette terre, encore vierge, font qu'elle renferme dans son sein des germes de prospérité qui n'attendent que des bras pour les féconder. Le sol est si fertile qu'il donne trente et quarante pour un. Ces productions riches et variées ne s'exploitent pas, et ne figurent pas dans les articles de l'exportation, faute de connaissances scientifiques, de bras et de capitaux. Les Européens qui s'occupent de culture dans le pays montrent quel admirable parti on retire de ce climat, de ces eaux, de toute cette nature.

Vers le haut de la rivière, aux embouchures du Parana et de l'Uruguay, la fertilité augmente, et les plus beaux bois de construction s'élèvent loin des lieux où ils pourraient être plus utiles ; la végétation y paraît avec beaucoup de vigueur et de beauté ; tandis que, depuis le cap Saint-Antoine jusqu'aux embouchures du Parana, une vaste prairie d'un vert agréable couvre le terrain : on y voit la violette croître à l'abri des buissons épineux, des joncs énormes bordent le rivage et les îlots. Quelques grands arbres ne se trouvent qu'aux environs des villes et dans les lieux cultivés. Un arbre, appelé *anabu* par les habitants du pays, très-clair-semé, surtout sur la côte de Buenos-Ayres, sert de point de reconnaissance aux navigateurs de la Plata. Les plaines de Buenos-Ayres et de Monte-Video sont couvertes de plantes qui appartiennent, à peu d'exceptions près, aux genres composant la flore française. La base de la végétation de ces plaines est formée de graminées, de synanthérées, de légumineuses. On y remarque encore des malvacées ; elles sont très-répandues, ainsi que le datura stramonium. Ces plaines ont été envahies par une espèce de chardon qui s'y propage d'une manière extraordinaire. Ces plantes envahissantes étouffent bientôt toute autre végétation ; elles forment dans l'été des espèces de taillis de six pieds d'élévation. Cette forêt épineuse sème, en tombant, les graines qui doivent la reproduire au bout de quelques semaines.

L'entretien des bestiaux est l'occupation la plus générale et la plus lucrative des gens du pays. Les produits qu'ils en retirent sont les seuls qui figurent dans le tableau du commerce d'exportation. En effet, la propagation facile du bétail est pour les habitants une source inépuisable de richesses, que ces peuples échangent contre des objets susceptibles de leur procurer quelques jouissances. Ces localités nourrissent de très-beaux quadrupèdes. Les chevaux (1), les bœufs, les moutons se propagent d'une manière prodigieuse, sans aucun des soins usités en Europe. Les moutons mérinos réussissent parfaitement et donnent une laine superbe. Il suffit, pour être assuré de leur conser-

(1) Les chevaux ne sont pas de belle race ; ils sont en général bais-châtains. S'ils ne sont pas aussi bien qu'en Europe, c'est que les habitants des campagnes ne prennent aucune des mesures qui pourraient conduire à ce résultat. Ils sont excessivement abondants. Leur nombre est assez considérable pour qu'on n'aperçoive aucune diminution, malgré tout ce qu'on en tue tous les ans. La négligence qu'on apporte dans l'éducation de ces animaux tient à leur nombre vraiment prodigieux, et par-dessus tout à la paresse des pasteurs. On s'en sert sans aucun ménagement, soit pour les travaux rustiques, soit pour les troupes en campagne.

vation et de leur multiplication, de les laisser en pleine liberté au milieu de la campagne. On s'occupe aussi de la propagation des mules, qu'on exporte au cap de Bonne-Espérance.

La vaste plaine du territoire de ces provinces est divisée en grands établissements spéciaux, qui portent le nom d'*estancias*. Celui de ces pâturages, qui n'a que quatre à cinq lieues carrées, est regardé comme peu considérable. Ces grands corps de ferme servent à la reproduction et à l'entretien des bêtes à cornes. Leur étendue est variable suivant la quantité d'animaux qu'elle est destinée à contenir. Il y en a de très-considérables, qui nourrissent jusqu'à soixante-dix ou quatre-vingt mille bœufs. Ce qui fait la bonté du sol et qui détermine l'augmentation du prix, c'est la présence des bois et des rivières ; on regarde comme important que la propriété ait une ou plusieurs rivières pour limites naturelles. Chacun de ces établissements a un pâtre en chef nommé *capatax*, lequel a sous ses ordres plusieurs autres individus nommés *péons*. Ces derniers passent leur vie à faire à cheval et avec des dogues des rondes dans les plaines, afin de rassembler le bétail et de le parquer pendant quelque temps. C'est alors qu'on le marque au fer rouge, portant le cachet du fermier. Ces rondes, appelées *rodeo* par les habitants, ont lieu ordinairement deux fois par an ; tandis que d'autres recherches ont lieu plusieurs fois la semaine pour saisir les animaux qui servent, soit à la consommation du pays, soit au commerce extérieur.

OBSERVATIONS

MÉTÉOROLOGIQUES.

Les conditions météorologiques de ces contrées, sur lesquelles nous possédons peu de documents, sont assez remarquables. Dans ces parages, et par un beau temps, l'air est pur, il a une transparence parfaite; les étoiles m'ont paru plus lumineuses que dans la partie septentrionale du globe; les météores y sont très-fréquents; pendant les belles nuits d'été, et par les temps calmes, on y voit une multitude d'étoiles tombantes; étant devant Buenos-Ayres, j'en ai vu plusieurs qui répandaient une clarté éblouissante, elles prenaient ordinairement leur direction du nord au sud. Le soleil était admirable à son lever et à son coucher. Le climat a beaucoup d'analogie avec celui de la partie méridionale de la France, il est pourtant plus doux; on ne sent pas la rigueur des saisons, qui sont toujours tempérées. Les étés et les hivers offrent toutes les alternatives de chaud et de froid, de pluie et de sécheresse: ces saisons ne sont point toutefois nettement dessinées comme dans nos climats d'Europe. Le printemps commence en septembre, l'été en décembre, l'automne en mars, et l'hiver occupe le reste de l'année. Les observations faites avec soin pendant mon séjour, ont donné pour le plus grand froid de l'hiver, qui vient quelquefois en juin, d'autresfois en juillet, 4 + 0, thermomètre de Réaumur; en été les plus grandes chaleurs 24 + 0 Réaumur. Les variations du vent produisent des changements considérables dans la température. Celles de l'atmosphère sont souvent brusques et fréquentes. J'ai vu plus d'une fois, dans la même journée, le thermomètre osciller de plusieurs degrés dans ses indications. Le baromètre varie souvent dans les vingt-quatre heures. Je l'ai vu monter ou descendre de huit lignes. La plus grande hauteur a été en juillet 1839, de vingt-huit pouces six lignes; la plus petite, au mois de juin de la même année, a été de vingt-sept pouces cinq lignes.

Les vents les plus fréquents sont ceux du nord, nord-est, sud-est : les vents du nord sont les dominants. L'automne, qui commence au mois de mars, est la saison la plus saine de l'année; il y pleut moins, il y vente moins. J'ai remarqué aussi qu'à cette époque il y a un plus grand nombre de beaux jours.

Pendant le printemps, des orages fréquents amenés par les vents est-sud-est, et quelquefois d'épais brouillards qui résistent pendant plusieurs heures aux plus vifs rayons du soleil, sont les seuls incidents atmosphériques.

Il y fait chaud pendant les mois de décembre, janvier et février. A cette époque aussi les nuits y sont fraîches et excessivement humides. Cette saison est caractérisée par une chaleur étouffante, des orages, des torrents de pluie. C'est pendant le mois de février que les chaleurs sont accablantes, les orages fréquents et presque journaliers. L'agent principal est le vent du nord qui s'élève le matin vers midi, et fait place au sud-est qui, dans l'après-midi, remplit le ciel de nuages orageux. Deux ou trois heures se passent en éclats de tonnerre d'un bruit prodigieux et en éclairs d'une vivacité remarquable. La chaleur est humide ; souvent la température subit de brusques et considérables oscillations, et la brise se termine par des ondées plus ou moins abondantes. Quelquefois, lorsque le vent du sud-ouest survient, il chasse les nuages, et rend le ciel serein et agréable.

L'hiver court de juin en septembre. Les Européens sont obligés de faire du feu pour combattre les matinées. Je n'ai jamais vu la neige. C'est pendant les mois de juillet et août que les vents de sud-ouest éclatent dans ces parages en rafales terribles que les habitants du pays appellent *pampero* (1). Ce vent est essentiellement froid, sec, impétueux ; il se déclare instantanément comme un coup de canon, souvent après la pluie. C'est le

(1) Ces vents sont moins violents depuis quelques années, depuis que ces parages ont une augmentation de population.

vent salubre par excellence ; son élasticité, sa pureté, sa force seraient à désirer en tout temps pour chasser l'humidité qui est excessive dans les maisons. Formé dans les hautes cordilières, et traversant une campagne sèche, il donne du ton aux fibres, congèle les vapeurs, et fait disparaître l'eau l'hygrométrique. Le pampero vient quelquefois avec une impétuosité telle, que rien ne peut lui résister ; un nuage noir qui s'élève du côté de l'horizon, et dans le sud-ouest des éclairs, le calme, l'abaissement de la colonne barométrique, précèdent souvent ces tempêtes, et la mer paraît alors aussi unie qu'une glace ; mais dans un instant les nuages sont dispersés, et l'atmosphère reste pure et diaphane. La fureur du vent élève les vagues, submerge les petites embarcations, abat les arbres, rase les chaumières et balaye les champs. Je crois que ces grandes perturbations ont leur bon côté, parce qu'elles contribuent beaucoup à rendre salubres les bords de la Plata, où les vidanges des animaux domestiques, les exhalaisons des viandes qu'on rencontre à tous les degrés de putréfaction, les ossements entassés ou épars de côté et d'autre à la surface du sol, l'infection des voiries, choquent à la fois l'odorat et les yeux.

En hiver les eaux de la rivière sont plus élevées qu'en été à cause des vents de sud-est qui sont plus fréquents et soufflent avec plus de violence dans cette saison. Au mois de juillet 1838, les bâtiments formant le blocus devant Buenos-Ayres essuyèrent un coup de vent de sud-est qui fit monter les eaux à plus de trente pieds dans le chenal devant cette ville. Le vent de nord-nord-ouest, qui survient deux jours après, fit tellement baisser les eaux au bout de vingt-quatre heures, que les navires n'ayant plus que cinq pieds d'eau restèrent deux jours échoués dans la vase. Par ce dernier coup de vent, les grands bancs furent à découvert, et le courant filait plus de six nœuds. Au mois d'août 1839, un autre coup de vent de sud-est nous tourmenta pendant six jours. La mer était si forte sur le côté sud, que la corvette *la Perle* cassa une de ses ancres. Un brick français a été submergé devant Buenos-Ayres ; heureusement l'équipage a pu se sauver à bord de la corvette *la Sapho*. Plusieurs navires ont perdu des hommes. Une goëlette brésilienne, qui était en danger, a dû son salut aux secours qu'a pu lui procurer la corvette française *la Camille*.

Il est bon de le rappeler ici, en opposition à ce que l'on observe dans les autres pays, l'hiver est le temps de la plus grande humidité hygrométrique. Cela tient à ce que très-rarement la température est assez basse pour faire congeler les vapeurs. Par cette cause, l'air contient presque autant d'électricité que pendant l'été. En résumé, je conclus que, sur les bords de la Plata, les variations de température ne sont pas très-grandes, mais qu'elles sont très-fréquentes, ce qui expose à des maladies qui résultent d'une transpiration irrégulière et supprimée.

Résultat des observations faites sur le baromètre, le thermomètre et l'hygromètre à Buenos-Ayres, pendant l'année 1822.

MOIS DE L'ANNÉE	BAROMÈTRE. POUCES ANGLAIS EN 100 PARTIES						THERMOMÈTRE DE FARENHEIT.						HYGROMÈTRE.	
	PLUS HAUTE ÉLÉVATION.		MOINDRE ÉLÉVATION.		ÉLÉVATION MOYENNE.		PLUS HAUT DEGRÉ DE CHALEUR.		MOINDRE DEGRÉ DE CHALEUR.		TEMPÉRATURE MOYENNE.		JOURS HUMIDES.	JOURS SECS.
	0	0	0	0	0	0								
Janvier....	80	4	29	21	29	58	91	0	60	0	71	82	0	0
Février.....	29	88	29	33	29	61	89	0	58	0	73	0	19	9
Mars........	29	82	29	46	29	73	82	0	53	0	70	83	20	10
Avril........	30	18	29	21	29	76	78	0	43	0	62	4	22	8
Mai..........	30	5	29	23	29	77	68	0	44	0	58	31	30	0
Juin.........	30	17	29	21	29	65 13	66	0	40	0	54	32	30	0
Juillet.......	30	21	29	51	29	84	68	0	38	0	52	55	31	0
Août.........	30	41	29	32	29	74	66	0	36	0	51	83	31	0
Septembre.	30	13	29	24	29	67	72	0	42	0	54	64	30	0
Octobre.....	29	91	29	17	29	61	81	0	46	0	58	91	30	1
Novembre..	30	0	29	15	29	45	88	0	56	0	68	43	28	2
Décembre....							86	0	62	0	70	91	23	8
													294	38
	La plus grande hauteur, le 11 septembre, à 30 p. 41 d.		La moindre hauteur le 9 décembre à 9 p. 15 d.		L'élévation moyenne dans les 11 mois de cette année à 20 p. 71 d.		Le 11 janvier, jour le plus chaud et le plus haut degré de chaleur, 91° ou 26° 1/4 de Réaumur.		Le 19 août, jour le plus froid, 36° ou 2 au-dessus de zéro de Réaumur.		Température moyenne de l'année, 62° 1/4 ou 13° 1/2 de Réaumur.			

Différence entre la plus forte et la plus faible élévation du baromètre, 1 pouce 25 degrés. Différence entre le plus fort et le plus faible degré de chaleur, 351° de Farenheit.

Observations météorologiques faites à Buenos-Ayres pendant l'année 1822.

MOIS DE L'ANNÉE.	JOURS DE VENTS.				REMARQUES SUR LE TEMPS.				MÉTÉORES.
	1er q. du N. à l'E.	3e q. du S. à l'E.	3e q. du S. à l'O.	4e q. du N. à l'O.	BEAUX JOURS.	NUAGEUX.	DE PLUIE.	DE TONNERRE ET D'ÉCLAIRS.	
Janvier	12	9	6	3	14	4	13	3	Grêle le 22 septembre.
Février	12	3	5	8	16	4	8	0	
Mars	12	6	7	6	23	4	4	1	Ouragan dans la nuit du 13 octobre.
Avril	7	4	11	8	24	4	5	0	
Mai	13	2	9	7	24	4	3	2	
Juin	14	2	9	5	16	11	3	3	Grand disque visible dans la lune le 20 octobre.
Juillet	13	7	7	4	14	11	6	5	
Août	18	6	4	3	16	13	2	0	
Septembre	13	11	3	3	16	6	8	3	Météores de lumière le 27 du même mois.
Octobre	17	5	4	5	15	8	8	3	
Novembre	23	5	1	1	14	7	9	3	
Décembre	16	6	6	3	15	4	12	5	
	170	66	72	56	207	80	78	28	

HABITANTS.

Les Espagnols et leurs descendants, un grand nombre d'Anglais, de Français, d'Italiens, les Américains des États-Unis et quelques Allemands, enfin un grand nombre d'individus appartenant à la race noire, telles sont les variétés d'habitants que l'on rencontre principalement dans les villes, sans y comprendre les métis et les individus qui vivent disséminés dans les campagnes; de sorte que l'on ne doit pas regarder les habitants de ces pays comme formant une seule nation, mais comme une agrégation de nations diverses, composée d'éléments hétérogènes, différents de mœurs, d'éducation, de professions et d'habitudes.

Les peuples de ces contrées peuvent être divisés en quatre classes principales :

1° Les créoles, qui sont issus des conquérants, auxquels on peut réunir tous les Européens et les Américains du nord de l'Amérique, sont les individus les plus éclairés; ils se trouvent dans les villes, où ils exercent les emplois de guerre, de magistrature, les arts, le négoce et la culture.

2° Les nègres importés de la côte d'Afrique ne forment dans le territoire de Buenos-Ayres qu'une faible partie de la population : la plupart sont encore esclaves.

3° Les métis formés par le mélange des Européens, des indigènes et des nègres. Ils vivent dans les villes et dans les plaines ; leur caractère diffère peu de celui des Espagnols : ils forment la classe des *gauchos* (bergers) dans les campagnes, celle des militaires et du bas peuple dans les villes.

4° Enfin les indigènes se divisent naturellement en deux classes : ceux qu'on est parvenu à civiliser, que nous mettrons dans la classe des gauchos, et ceux qui, ayant résisté à tous les efforts des Espagnols pour les subjuguer, ou qui, ayant été négligés par eux, ont conservé leur indépendance. Ceux-là vivent errants dans les forêts, divisés en plusieurs tribus. Ils habitent les vastes plaines des Pampas et les déserts du grand Chaco.

Quoique les villes contiennent un grand nombre d'étrangers de toutes les nations, les habitants ont conservé l'empreinte du caractère espagnol, qui va s'altérant tous les jours par des communications fréquentes avec les autres Européens. Si les mœurs et les usages des habitants ont quelque analogie avec ceux des anciens dominateurs de la contrée, c'est qu'en général les pères de famille et beaucoup de capitalistes sont d'origine espagnole. La race espagnole, au lieu de s'altérer dans ces parages, s'est améliorée par l'influence toute particulière au climat. Les individus de cette race sont presque tous bien faits, et conservent des traits on ne peut plus réguliers ; on en voit rarement de difformes. En général, ils sont doués d'heureuses facultés mentales ; mais ils y en a bien peu qui les cultivent, soit parce qu'ils manquent de moyens de se procurer une éducation soignée, soit parce qu'ils sont pour la plupart peu enclins à l'étude, et qu'ils préfèrent s'occuper dès leur jeunesse des travaux qui puissent leur procurer un bénéfice immédiat. La jeunesse est généralement légère, privée d'instruction et avide de plaisir. Les premières familles se destinent aux armes, à la magistrature et à l'administration du pays. Le commerce jouit aussi d'une grande considération; beaucoup d'individus appartenant à cette classe font valoir leurs propriétés, où ils résident toute l'année, et entretiennent en même temps de nombreux troupeaux de bestiaux.

Dans les villes, le nombre des femmes l'emporte de beaucoup sur celui du sexe masculin : cette disproportion est due aux guerres civiles, qui sont très-fréquentes dans le pays.

Depuis les guerres de l'indépendance, la population nègre a presque toute reflué dans les villes, où elle forme une race d'hommes vigoureux et bien proportionnés. Les noirs sont, en général, robustes et dispos; leur physionomie est heureuse et leur caractère jovial. Le bon traitement qu'ils éprouvent influe sur leur caractère; ceux qui sont esclaves servent leurs maîtres avec attachement; ils deviennent industrieux. On ne les tourmente jamais par le travail; on ne leur impose rien au-dessus de leurs forces. On les occupe exclusivement de détails domestiques, tels que la cuisine, le blanchissage, la tenue de la maison, le service de la table. Quelques uns vivent dans la campagne, et soignent les bestiaux. Les femmes servent de femmes de chambre; en général elles nourrissent les enfants blancs ; les enfants en bas âge sont soignés comme les fils de la maison ; on les laisse se fortifier avant de les faire travailler. Aussi deviennent-ils plus forts et plus intelligents ; on ne les abandonne point dans leur vieillesse; dans l'état de maladie ils sont bien soignés (1), ils sont propres sur leurs vêtemens. La femme est vêtue avec soin et souvent avec coquetterie : en général, les nègres dans ces parages se montrent actifs, au besoin ils déploient une grande énergie. Cette activité pour le travail tient-elle à l'influence du climat, ou bien à la facilité qu'ils trouvent à gagner de l'argent? c'est un point difficile à décider. Il faut avouer que cette race est plus disposée au travail dans ces contrées

(1) Depuis l'indépendance des provinces du Rio de la Plata, la grande majorité des nègres est confondue dans la société européenne. La civilisation a élargi le cercle de leurs besoins, et augmenté l'activité dans la même proportion. Attachés au sol par les liens indestructibles de l'intérêt personnel, ils suivent l'exemple des blancs ; un grand nombre se marient. En général, ils ont plus de moralité que dans les Antilles, où j'ai pu les observer dans la tournée que j'ai faite avec MM. Granier de Cassagnac et Capo de Feuillide. Sur les latitudes brûlantes, les nègres ont une grande tendance à exercer la polygamie, malgré tous les avantages que les colons ont bien voulu accorder à ceux qui prendraient une épouse légitime. Ils n'ont pu résister à leur premier penchant. Les infanticides ont augmenté dans les colonies anglaises depuis l'émancipation ; là, la négresse est obligée de travailler pour nourrir ses enfants.

qu'elle ne l'est aux Antilles, où l'influence énervante du climat la porte à la paresse, où il faut des menaces pour la forcer à travailler.

Le mélange des Européens, des Nègres et des Indiens, a donné aux habitans de la Plata des couleurs différentes. Le croisement de la race européenne avec la race indigène a produit les plus heureux résultats, et l'on remarque que les hommes qui proviennent de ces unions entre les naturels et les Espagnols, ont quelque supériorité sur les Européens par leur taille et l'élégance de leurs formes. Il s'en faut bien que tous ces avantages physiques soient partagés par les individus qui proviennent des alliances des Indiens et des Noirs ; ceux-ci paraissent avoir perdu les avantages qui distinguent les deux races, tout en héritant de leurs vices organiques. Ils sont sujets aux goîtres, à l'éléphantiasis, infirmités qui mènent chez eux au crétinisme. Heureusement les *Zambas* sont en petit nombre, la race indienne a toujours préféré s'allier avec les Espagnols.

Le rapprochement des Indiens et des Européens a formé un assez grand nombre de métis. Leur teint varie suivant le degré du mélange ; quelques uns, à force de se croiser avec les Espagnols, ont fini par ne conserver aucune trace d'origine indienne. La plupart ont encore leur physionomie originelle, mais ils ont une taille plu forte et plus élevée, ils atteignent jusqu'à cinq pieds six pouces. Il faut remarquer encore chez eux l'impression d'un esprit indépendant; leurs yeux sont bruns, remplis d'ardeur, leur chevelure est épaisse et d'un noir éclatant, ils ont l'apparence d'une force musculaire peu commune. Ces individus, connus sous le nom de *gauchos,* s'emploient dans les campagnes comme journaliers; cette classe d'hommes erre de côté et d'autre, offrant ses services aux propriétaires établis dans les champs. Montés à cheval, avec un lasso et leurs boules, ils portent sur eux toute leur fortune et tous les moyens de pourvoir à leur existence. Ce sont, sans aucun doute, les êtres les plus indépendants de l'univers. Ces campagnards sont d'une adresse surprenante pour tous les exercices d'équitation : dès qu'ils peuvent marcher seuls, on leur apprend à monter à cheval, de sorte qu'arrivés à l'âge de puberté, ils sont déjà cavaliers consommés. Ils ont contracté une habitude si forte de l'équitation, qu'on ne leur voit jamais parcourir à pied la plus courte distance; aussi ont-ils beaucoup de répugnance pour toutes les occupations auxquelles ils ne peuvent pas se livrer à cheval.

Le gaucho est en général doué de grands sentiments : il est sobre, hospitalier et généreux; ordinairement il est tenace dans l'exécution de ses desseins. L'exercice limité et uniforme de ses facultés mentales éteint en lui toute idée de calcul; il est si indolent, qu'il préfère se réduire au strict nécessaire, plutôt que d'améliorer sa position par un surcroît d'activité. Naturellement mélancolique, il devient, suivant l'occurrence, dangereux ou bienfaisant; c'est un homme capable des plus grands crimes comme des plus grandes vertus; il est perfide suivant l'impression favorable ou défavorable que le voyageur a produite sur lui, défiant et soupçonneux à l'excès, une parole, un sourire innocent de l'étranger qui se présente à lui, peuvent lui attirer un sort fatal; si cet étranger, au contraire, est assez heureux pour lui plaire de prime-abord, il trouve en lui un ami sincère, et prêt à lui rendre tous les services possibles.

En général les gauchos sont inconstants dans leurs plaisirs, violents dans leurs passions. Les principaux objets qui mettent celles-ci en jeu sont la femme et le cheval; l'amour est leur passion principale. Ils sont amants fiers et jaloux, et toujours terribles avec l'amante dont ils connaissent l'infidélité.

Les Indiens à l'état sauvage habitent les pampas et les déserts du grand Chaco; ils sont divisés par tribus de quatre-vingts ou cent familles dirigées par un chef, soumis d'ordinaire à l'élection.

Ces indigènes ne sont plus aujourd'hui ce qu'ils étaient lors de la conquête; ils ont conservé tout leur courage, et augmenté leurs moyens de subsistance, ils sont peut-être moins nombreux, mais ils ont des armes et des chevaux. L'importation des bestiaux en Amérique par les Espagnols, et notamment celle des chevaux, a opéré dans leurs mœurs la seule révolution digne de l'attention des philosophes. Avant de connaître ces animaux, certaines de ces tribus étaient anthropophages.

Ces Indiens diffèrent de ceux des Andes et des Arocanières par quelques traits de leur conformation physique; ils sont d'une taille moins élevée que ces derniers; à une certaine force musculaire ils joignent l'avantage de n'être presque sujets à aucune difformité; leur taille est au-dessous de la moyenne, ils ont la tête grosse, le nez court et épaté, les pommettes saillantes et l'œil légèrement bridé; le haut du menton est élargi, ils n'ont de barbe qu'au menton; leurs lèvres sont peu épaisses, et leur bouche est garnie de dents superbes, conservant une régularité admirable; ils les gardent intactes jusqu'à un âge avancé. Leur poitrine est large et saillante, leurs membres bien tournés, leurs mains, leurs pieds petits, leur teint est d'une couleur de cuivre assez pâle; leurs cheveux, longs et noirs, sont réunis au sommet de la tête, quelquefois ils les portent flottants; ils ont l'ouie très-subtile et la vue perçante; d'une constitution robuste, ils sont intrépides cavaliers, et ne vont jamais qu'à cheval; ils n'ont aucune propension à l'obésité, il est rare qu'ils soient chauves à soixante ans. Ils sont méfiants, voleurs, cupides et cruels; l'ivrognerie est leur passion dominante; ils sont essentiellement paresseux; le sexe le plus faible supporte les plus rudes travaux, conséquence nécessaire de l'état sauvage. Les femmes ont non-seulement le soin des affaires domestiques, mais encore elles pourvoient à la nourriture de leurs maris et de leurs enfants : lorsqu'un Indien part pour une course, elles lui préparent son cheval ; ces malheureuses travaillent toujours, elles sont plutôt esclaves des hommes que leurs compagnes, aussi vieillissent-elles promptement, et vivent-elles encore moins longtemps que les hommes.

La base de la nourriture de ces peuplades est la chair de cheval, qu'ils mangent presque crue, et lorsqu'elle a un certain degré de putréfaction ; d'autrefois ils font sécher la viande, et la réduisent en poudre, dont ils font une pâte dans laquelle ils mettent une grande quantité de sel. Ils font usage du maïs comme aliment et comme fournissant une boisson fermentée. Le sang d'un jeune poulin coagulé et pétri avec de la farine de maïs et du sel est une de leurs friandises.

Aujourd'hui, les incursions de ces sauvages dans les différentes provinces de la Plata, sont moins fréquentes qu'autrefois ; cependant ils pillent de temps en temps les métairies, et emmènent avec eux les bestiaux. La guerre chez eux se fait avec férocité ; ils massacrent les hommes, et ne font grâce qu'aux femmes et quelquefois aux enfants : la guerre pour ces malheureuses tribus est un état permanent qui doit nuire au développement de la population.

MALADIES.

Le Rio de la Plata, situé dans une région tempérée de l'hémisphère sud, par le retour périodique des saisons, se rapproche alternativement des climats chauds et des climats froids, et présente des maladies plus ou moins semblables à celles de ces différentes contrées.

Dans cette partie de l'Amérique, on ne rencontre point les maladies qui ravagent les populations entières d'Europe. On n'y voit point la peste d'Orient, la fièvre jaune des Antilles, le choléra-morbus asiatique, le typhus et les fièvres intermittentes. Cependant, quoique ces contrées soient considérées comme salubres, il m'a paru qu'il existait des affections que, par leur fréquence, on a le droit de regarder comme le produit spécial du climat et du sol. Les maladies qui ont pour cause évidente les brusques variations de température (caractère distinctif du climat), celles qui dépendent des transpirations supprimées, dont les symptômes varient en raison des organes affectés; diverses phlegmasies de poitrine, telles que les catarrhes, les angines, le croup, la coqueluche, la pleurésie; et, de plus, la pneumonie qui, passant à l'état chronique, dégénère souvent en phthisie, si commune dans le pays.

Les dartres et autres affections de la peau sont considérées comme très-fréquentes; la variole, la rougeole, la scarlatine, y règnent souvent épidémiquement. Les maladies qui sévissent avec moins d'intensité que les précédentes, sont : l'ophthalmie, la syphilis, les affections tétaniques, le goître, et une sorte de lèpre qui attaque principalement les membres inférieurs. Les nègres paraissent plus disposés à cette dernière affection. Certaines maladies que je viens d'énumérer, peuvent être produites par des causes qu'expliquent le genre de vie, les habitudes politiques de ces républiques et l'usage d'une alimentation presque exclusivement animale; l'abus des liqueurs spiritueuses chez le bas peuple, tandis que, chez les personnes aisées, ce sont les inquiétudes d'un commerce étendu.

Les habitants des bords de la Plata n'étant pas issus d'une même race d'hommes, et différant par leur constitution, leurs mœurs et leurs usages, quoique soumis aux mêmes influences de température, ne sont plus également accessibles aux mêmes maladies.

Chez la race européenne, les fièvres cérébrales sont fréquentes pendant le printemps (1). Cette saison est surtout remarquable par la chaleur et les orages qui occasionnent des changements brusques dans la température. Les vents du nord, nord-est

(1) Il meurt à cette époque beaucoup d'individus. Cette maladie a son maximum d'intensité vers la fin du mois de décembre, et se prolonge en diminuant de gravité à mesure que la saison devient moins chaude. Cette affection atteint plutôt l'âge mur, que la jeunesse et la vieillesse, les hommes plus souvent que les femmes.

à souffle humide chaud et d'une odeur désagréable, sont fréquents à cette époque. Ils traversent les contrées chaudes du Brésil, arrivent ensuite sur les bords de la Plata, en passant sur une grande surface d'eau dont les plaines sont inondées par les débordements des rivières. La chaleur et l'humidité donnent naissance à une infinité d'insectes et de reptiles qui se multiplient à l'infini dans ces lieux marécageux. Joignez à cela un grand nombre de saladères situés sur les bords des rivières, où l'on rencontre entassées des substances animales à tous les degrés de putréfaction. Toutes ces dépouilles, mêlées aux débris des substances végétales et aux poissons corrompus qui sont restés à sec, remplissent, par leur décomposition putride, l'air environnant de miasmes délétères. Aussi, l'effet du vent du Nord, sur toute l'économie animale et sur les hommes en particulier, est-il des plus extraordinaires. Il cause à la plupart des Européens, et notamment aux étrangers, un abattement général, la tendance au repos, accompagnés d'une grande pesanteur à la tête. Les digestions sont pénibles, les sensations intellectuelles difficiles. A cette époque aussi, les coups de soleil sont très-fréquents; ils occasionnent de violents maux de tête, et l'on s'en ressent quelquefois toute la vie.

Aux changements de chaque saison, les affections de poitrine sont très-fréquentes; ce qui probablement contribue, par-dessus tout, au développement de ces maladies, c'est l'influence de l'air froid du soir et de la nuit, succédant rapidement à une chaleur très-forte pendant le jour. C'est ce qu'admettent les médecins du pays, et la plupart de mes collègues, qu'un séjour plus ou moins long a retenus dans la rivière. En effet, en été, pendant le jour, la chaleur est insupportable. On était quelquefois obligé, au coucher du soleil, de se vêtir d'étoffes de laine, si on ne voulait pas éprouver la sensation désagréable d'un froid humide. Cette constitution dans l'atmosphère, les brusques variations quotidiennes provoquent des affections pulmonaires. Aussi voit-on un grand nombre d'individus atteints de toux longues et fatigantes, de crachements de sang et de tubercules. La *phthisie pulmonaire*, cette affreuse maladie, exerce les plus cruels ravages chez les jeunes femmes, et surtout chez les filles qui terminent une vie languissante dans l'étiolement. Si la maladie fait plus de ravage chez elles, c'est que les jeunes personnes ont l'usage de serrer fortement leur poitrine, même avant l'âge de la puberté. D'autres poussent la légèreté et même la folie jusqu'à sacrifier leur commodité et leur santé au vain plaisir d'une ridicule et nuisible parure. Elles ont aussi l'habitude d'arrêter leurs menstrues avec l'eau froide, toutes les fois qu'elles désirent assister à un bal, à une fête.

La phthisie qui, pour les Européens, est une des maladies les plus redoutables de la Plata, moissonne presque tous les nègres à un âge peu avancé. La différence de température, de nourriture, de climat, doit modifier leurs organes : puisque ces individus sont transportés des régions équatoriales sous des latitudes plus froides et plus humides ; il est rare qu'un nègre ou une négresse vive au-delà de soixante ans.

Les affections *dentaires* paraissent endémiques sur les bords de la Plata. Il est rare que les européens, qui y ont séjourné plusieurs années, n'aient pas une altération dans leur denture. Les odontalgies alternent avec d'autres névralgies, les affections catarrhales et des douleurs vagues de tête, du tronc et des membres. La carie des dents qui attaque les deux sexes, paraît due, d'après l'opinion des médecins du pays à la disposition scrofuleuse des descendans des anciens conquérants. Cependant les variations de température peuvent exercer une grande influence sur la production de la carie. J'ai lieu de croire que les habitations humides, dont un grand nombre n'ont qu'un rez-de-chaussée, et dont les murs laissent suinter l'eau à travers le plâtre, y sont pour beaucoup. Le malté (1) très-chaud, dont

(1) L'usage de la boisson produite par l'infusion du malté dans l'eau bouillante, est très-répandu dans le pays. Toutes les classes de la société, sans exception, prennent ce liquide. Dès qu'une personne vient en visite, on le lui offre. La préparation du végétal du Paraguay, consiste à faire rôtir les rameaux en exposant les branches à travers la flamme ; on les brise ensuite pour les conserver dans une enveloppe de peau de bœuf non tannée, où elles sont fortement pressées. Les instruments dont on se sert pour prendre le malté, sont formés d'une petite citrouille creuse, montée ou non en argent, suivant le degré de fortune du possesseur. Quand on veut prendre l'infusion, on fait brûler du sucre dans une petit

les habitants de la Plata chérissent l'usage et qu'ils prennent à chaque instant du jour, dans leurs visites comme dans leurs grandes réunions, peut contribuer également à la perte prématurée de leurs dents. Ces organes devenus sensibles à l'impression du chaud et du froid, déterminent et entretiennent des affections morbides ; aussi sont elles accompagnées, dans un grand nombre de cas, d'ophthalmie, d'otite, de céphalalgie, etc. Des fluxions inflammatoires surviennent par le moindre changement de température ou courant d'air. Chez certains individus la carie détruit, avec une grande promptitude, des dents qui ont à peine franchi l'orifice de leurs alvéoles. Il me serait difficile de peindre l'état affligeant des personnes réduites à cette triste situation, de ne plus posséder que les racines d'une grande partie de leurs dents : qu'on se représente les douleurs presque continuelles auxquelles elles sont en proie ; l'insomnie à laquelle elles sont condamnées. On est affligé de voir des

calebasse, on y jette ensuite une pincée de malté réduit en poudre, et on le remplit d'eau très-chaude.

Cette boisson, ainsi préparée, on l'aspire au moyen d'un petit tuyau en argent ou en jonc, terminé par une pomme d'arrosoir, et qu'on appelle bombilla. Le malté passe ainsi de main en main, et le bombilla de bouche en bouche. Après avoir passé par celles des domestiques nègres, qui ont eu soin de le goûter avant de le servir, pour s'assurer s'il est bien fait.

Cette boisson amère, si recherchée des habitants, me paraît plutôt nuisible qu'utile. L'usage immodéré qu'on fait de ce végétal, constitue une branche de commerce très-étendue et très-importante.

jeunes et jolies personnes qui, dès l'âge de quinze ou vingt ans, ont les dents détruites en grande partie. Cette maladie a surtout pour symptôme, l'odeur putride de l'haleine. Les femmes de la société qui ont une belle voix sont bien rares.

La *scarlatine* ne s'est montrée, sur les bords de la Plata, que vers le dix-huitième siècle, elle est moins fréquente que la petite vérole ; si elle se montre sous la forme d'épidémie, elle se complique de symptômes cérébraux, et immole indistinctement les individus de tous les sexes et de toutes les races. A deux époques remarquables cette maladie a fait des ravages affreux. La première épidémie de scarlatine eu lieu en 1796 ; la seconde qui a sévi avec beaucoup plus d'intensité, a duré pendant les années 1831, 1832 et 1833.

D'après les écrits de quelques jésuites, la *variole* existait dans les provinces de Rio de la Plata, avant que certaines tribus n'aient pu communiquer avec les Espagnols. D'autres écrivains ont établi l'opinion que la petite vérole n'est pas endémique dans l'Amérique méridionale ; mais cette idée fondée sur des préjugés vagues, ne paraît pas démentie par les écrits des anciens conquérants. Tout me fait supposer que la petite vérole a été importée dans ces contrées par les européens. En effet, les premiers Espagnols se servirent de son virus pour faciliter la destruction des tribus indiennes dans lesquelles ils s'étaient établis. Ils innoculaient cette maladie chez leurs prisonniers, et les lâchaient ensuite, pour qu'ils portassent l'infection chez les leurs. La *variole* fait des ravages affreux parmi les indigènes à l'état sauvage ; elle enlève quelquefois des tribus entières. Chez eux, le défaut de soin et de remèdes, l'insalubrité des habitations, la non-introduction du vaccin, produisent des effets funestes et rapides. Ils abandonnent les individus dès qu'ils sont atteints de l'affection éruptive. Pendant les épidémies, des tribus entières émigrent pour changer de localité. A différentes époques, la petite vérole a fait des ravages affreux sur les bords de la Plata : l'année 1825 a été très-meurtrière. En 1829 elle avait infecté l'armée argentine pendant qu'elle combattait les Brésiliens sur le territoire de Monte-Video. Lorsque l'armée se retira, elle poursuivit les troupes de Buenos-Ayres dans leur capitale. A cette époque Rosas avait amené aux environs de cette ville des bandes d'indiens sauvages ; le contact des soldats communiqua à ces individus la même maladie : malgré les soins qui leur furent prodigués, tous ceux qui en furent atteints succombèrent. « Il faut connaître, dit M. de Humboldt, les ravages que la petite vérole exerce sous la zone torride, et parmi une race d'hommes dont la constitution physique semble contraire aux éruptions cutanées, pour sentir combien la découverte de Jenner est plus importante encore pour la partie équinoxiale du nouveau continent, qu'elle ne l'a été pour la partie tempérée de l'ancien ». Il est évident qu'à partir du commencement du dix-neuvième siècle, depuis qu'on a introduit le vaccin dans ce pays, ce fléau paraît à des époques plus éloignées. De nos jours, sans doute, les épidémies ne sont pas si générales et si meurtrières qu'autrefois, et il faut attribuer cet heureux changement aux moyens de conservation que donnent depuis l'indépendance, les arts, les sciences, qui doivent diminuer les grandes mortalités par l'heureuse influence d'une civilisation progressive.

Les *névralgies*, et surtout les névralgies faciales, les rhumatismes musculaires plutôt que les articulaires, apparaissent ordinairement sous l'influence du vent humide du sud-est. Les affections nerveuses tourmentent indistinctement les habitants des villes et ceux des campagnes.

La moindre des blessures, la transition subite du chaud au froid développent instantanément le *tétanos*. Les Nègres et les Européens en sont plus fréquemment atteints que les Indiens. Pour traiter cette terrible maladie, les gauchos réussissent souvent, en renfermant le malade dans une peau de mouton nouvellement écorché. La vie errante de ces individus les prédispose à cette maladie : exposés à l'intempérie de toutes les saisons, et couchant presque toujours dans une peau de bœuf, sur un terrain humide. Il est à remarquer que les Nègres sont très-souvent affectés de tétanos. Comme les Indiens échappent rarement à la petite-vérole, de même la race nègre succombe presque toujours à cette affection nerveuse.

L'*hépatite* et la *dyssenterie* sont très-répandues dans les villes. Cette dernière maladie sévit avec plus d'intensité. Les causes peuvent être attribuées à l'usage abondant de la viande dont les habitants se gorgent souvent, et en grande partie aux boissons dont ils font usage. Il se consomme une grande quantité de rhum du Brésil ; les nègres et les mulâtres le boivent comme de l'eau. Les per sonnes aisées font un usage immodéré des vins d'Espagne qui, souvent falsifiés, sont chargés d'une grande quantité d'alcool. La médication empirique pour un grand nombre de maladies, prédispose aussi les Américains aux affections du tube digestif.

Quoique l'*ophthalmie* soit peu grave, on doit la considérer comme une maladie fréquente des bords de la Plata. Elle est souvent consécutive aux odontalgies. Les gauchos y sont plus exposés que les habitants des villes. Chez le premiers, l'habitude de dormir en plein air, l'ardeur du soleil pendant l'été, ont plus d'efficacité que la suppression de la transpiration, qui peut être néanmoins une des causes prédisposantes.

Les maladies *syphilitiques* sont très-répandues dans les campagnes. Le peu de soin que les gauchos donnent à ce genre d'affection, fait qu'elle se propage avec la plus grande facilité. Cette classe d'individus est aussi fréquemment atteinte de *charbon malin*. Ils traitent cette maladie par l'application de cataplasmes faits avec les plantes irritantes.

La *lèpre tuberculeuse* est peu commune dans le pays. Cependant, on pense qu'elle est endémique dans les provinces qui limitent le Parana et l'Uraguy. Les nègres plutôt que les mulâtres, paraissent atteints de cette maladie. Quelques-uns l'importent de la côte d'Afrique. De toutes les parties du corps ce sont les membres inférieurs qui sont le plus souvent affectés. La partie atteinte s'accroît lentement et ne subit qu'une augmentation de volume. Elle est ordinairement lisse, et sans changement de couleur à la peau. Il est bien rare que celle-ci s'efface. Comme cette affection s'établit d'une manière insensible, on ne l'attaque par aucun traitement; elle est ordinairement de longue durée, et existe chez ceux qui en sont atteints toute leur vie. Comme dans les campagnes, tous les exercices se font à cheval, les lépreux ne sont gênés en rien dans leurs occupations (1).

Sur les bords de la Plata, la lèpre est moins hideuse que sur les côtes de l'Asie-Mineure, de la Syrie, à Smyrne où j'ai pu l'observer. Pendant les années où j'ai séjourné dans ces parages, je n'ai pu regarder sans effroi les terribles ravages que

(1) D'après une observation qui m'a été donnée par un médecin américain, il paraîtrait qu'un nègre atteint d'une lèpre tuberculeuse à un des membres inférieurs, aurait été guéri par la piqûre d'un serpent venimeux.

J'ai vu à la Martinique (Antilles), un nègre qui, depuis plusieurs années, avait été mordu par un serpent dangereux. Le membre inférieur qui avait été atteint par cet animal, présentait tous les caractères de l'eléphantiasis.

cette maladie exerce sur l'espèce humaine. Des hommes sans nez, sans oreilles, dont la bouche réduite à la moitié de ses proportions naturelles, ne présente plus qu'un rond tout plissé ; d'autres qui n'ont plus de pieds, et dont les mains privées totalement ou en partie de phalanges ; d'autres au contraire, dont le nez dépouillé de la partie osseuse, s'est arrondi en boule au milieu du visage : tels sont les hideux accidents que présente la lèpre asiatique.

Le *goître*, plus répandu que la maladie précédente, règne d'une manière endémique dans la partie de l'Amérique méridionale dont nous nous occupons. Toutes les provinces du Rio de la Plata paraissent plus ou moins disposées à cette affection. Elle sévit plus énergiquement dans les villes situées aux pieds des cordilières ; dans les bourgs, les campagnes placées sur les bords des rivières ou aux environs des marais, dans les lieux qui sont plus exposés aux émanations terrestres. Elle n'attaque pas également toutes les races. Elle affecte plutôt les gauchos que les Européens et les Nègres, plus rarement les Métis et les Indiens. Le goître m'a paru plus fréquent chez les femmes que chez les hommes ; chez les premières, l'irrégularité des menstrues, accident très-fréquent occasionné par les variations de température, peut influer sur la production de la maladie. L'usage des eaux de la rivière qui après les grandes pluies, sont chargées d'une grande quantité de substances minérales calcaires, pourraient être aussi une des causes prédisposantes. Pendant mon séjour à Monte-Video, j'ai observé que les habitants du pays sont moins affectés du goître que dans le haut de la rivière. Cette ville étant baignée par l'eau salée, ils font usage d'eau de pluie.

Il est bien rare que le goître dans ces parages dépasse le volume d'un poing. Il n'est jamais assez considérable pour porter obstacle à la respiration et à la circulation. Ses progrès sont ordinairement lents; des mois, des années s'écoulent, avant qu'il ait atteint un volume remarquable; alors la voix est altérée, la déglutition gênée. La tumeur est ordinairement molle, presque toujours indolente même à la pression, sans accroissement de température, sans changement de couleur à la peau. Cette maladie paraît sans influence sur la santé des individus, quoiqu'elle ne soit l'objet d'aucun soin.

Pour faire disparaître cette maladie, les médecins du pays conseillent à ceux qui en sont atteints de changer de localité. Ils ont observé que les goîtres qui se sont développés dans la province de Mendoza guérissent en peu de temps dans le territoire de Buenos-Ayres, et réciproquement.

Il existe encore une maladie de la peau, du caractère de l'*eczema*, qui n'attaque que les navigateurs de la rivière. En jetant un coup d'œil rapide sur les maladies dont nos marins ont été atteints pendant leur séjour dans le Rio de la Plata, je m'appesantirai sur ce sujet, car l'affection dont il s'agit a constamment tourmenté nos équipages.

Pendant le blocus de Buenos-Ayres, l'escadre française n'a été ravagée par aucune maladie épidémique. Les affections les plus fréquentes dont nos marins aient été attaqués, provenaient du service actif qu'exigeait un blocus rigoureux. Nous avons eu à bord de nos bâtiments la plupart des maladies que j'ai énumérées, telles que la pneumonie, la pleurésie, l'ophthalmie, la dyssenterie, les douleurs rhumatismales articulaires, musculaires et sciatiques, une affection cutanée propre au pays qui avait le caractère de l'eczéma, le scorbut et des fièvres typhoïdes. Ces dernières maladies trouvaient leurs causes à bord des navires de la division, et principalement sur la frégate amirale, où l'on entassait tous les marins de l'escadre gravement atteints, ceux qu'on ne pouvait pas expédier sur l'île Martin-Garcia (1).

(1) L'expérience a prouvé depuis longtemps que la réunion d'un grand nombre de malades, dans un espace resserré, augmentait la mortalité et faisait souvent naître des affections typhoïdes. En 1835, j'étais embarqué sur le vaisseau *le Triton*, lorsque l'équipage de ce navire fut frappé du choléra de la manière la plus foudroyante : pendant les premiers jours de l'invasion de la maladie, ce fléau redoublait de fureur. Le commandant Baudin, aujourd'hui vice-amiral, voyant l'imminence du péril par l'encombrement, pour ne pas rester dans un espace trop resserré, et ne pas être sous l'influence d'un air meurtrier, fit évacuer le vaisseau, et, en peu d'heures, l'équipage fut isolé à terre, sur une île en rade de Mahon. Par le changement de localité, nous pûmes respirer un air plus sain ; nous nous aperçûmes bientôt que le nombre des malades diminuait ; et que ceux qui avaient été fortement affectés entraient en convalescence.

Le scorbut a seulement atteint les navires qui se trouvaient souvent isolés sur les différents points de la côte de Buenos-Ayres, ceux qui, pendant plusieurs mois ne pouvaient pas se procurer des vivres frais. Les bâtiments qui ont stationné pendant long-temps à l'embouchure du Rio-Salado, dans la baie de San-Vorombon, sont souvent revenus dans la rade de Montevideo avec un grand nombre de scorbutiques. Cette maladie cédait facilement à une alimentation salutaire.

Pendant les nuits froides de l'hiver, les croisières que nos marins faisaient dans les embarcations occasionnaient des maladies aiguës, telles que les affections de poitrine, les rhumatismes et la dyssenterie. Cette dernière a sévi avec intensité, et a enlevé beaucoup de matelots dans les eaux de la Plata. Presque toujours accompagnée d'une céphalalgie intense et des coliques assez vives, elle se montrait aussi bien pendant l'été que pendant la saison froide. Les causes de cette maladie étaient assez nombreuses sur nos hommes; non-seulement les fatigues, les corvées, les variations de température doivent faire valoir leur action nuisible, mais nous trouverons encore des causes dans l'alimentation. On négligeait souvent les moyens qui eussent amélioré le régime des équipages; les légumes étiolés, le biscuit, le vin qu'on leur donnait étaient quelquefois avariés; cette dernière liqueur était souvent de mauvaise qualité. Nous n'avons eu qu'à nous louer de la farine, du porc et du bœuf salés; ces dernières denrées nous venaient des États-Unis, quelquefois de France. heureusement pour la santé de nos matelots, on se procurait facilement des bœufs vivants, dont la chair était succulente. Si nous cherchons d'autres causes de dyssenterie nous les trouverons dans l'usage abondant du poisson de la rivière.

Cette maladie a pris un caractère épidémique à bord de la corvette *la Sapho* pendant les mois de janvier, février et mars 1839. Ce navire se trouvait devant Buenos-Ayres à l'époque des débordements de la rivière. Lorsque ce phénomène a lieu, les eaux sont chargées d'une grande quantité de poissons pourris que les marées basses laissent la nuit à sec. Le commandant, les officiers ont été malades de cette affection qui a frappé successivement tous les hommes de l'équipage, tous en ont été plus ou moins atteints ; douze hommes de cette corvette sont morts devant la capitale Argentine, les autres ont traîné pendant long-temps une santé languissante. Les corvettes *la Camille* et *la Perle* (1), qui étaient en même temps devant Buenos-Ayres, ont éprouvé les mêmes atteintes, mais la maladie alors avait moins d'intensité.

Une affection cutanée du caractère de l'eczéma a tourmenté nos équipages pendant leur séjour dans la Plata. Cette maladie s'est montrée sous la forme de vésicules légères, isolées, quelquefois

(1) Pendant tout le temps de la campagne, nous n'avons perdu qu'un seul homme de l'équipage ; il est mort de la dyssenterie.

rassemblées en groupes distincts faisant éprouver un sentiment de fourmillement. Au bout de quatre jours, ces vésicules se déchiraient, et laissaient écouler un liquide opaque et séreux qu'elles renfermaient ; elles étaient ensuite remplacées par des croûtes jaunes, légères, qui séchaient promptement ; quelquefois elles prolongeaient leur durée plusieurs mois, en se ravivant par des vésicules nouvelles. Ordinairement elles ne donnaient lieu à aucuns symptômes généraux ; un sentiment de chaleur sur le lieu de l'irruption, un peu de soif, étaient ce qu'il y avait de plus apparent. Quelquefois elle était accompagnée d'un prurit assez vif, de malaise et d'agitation générale. Une inflammation vive, intense survenait, une douleur aiguë se faisait sentir, le tissu cellulaire des couches sous-jacentes du derme s'irritait, ce qui déterminait une inflammation phlegmoneuse qui était accompagnée d'insomnie, de chaleur et d'un état fébrile. Alors les vaisseaux lymphatiques participaient à l'état inflammatoire, les glandes voisines se gonflaient, se tuméfiaient, et ne tardaient point à devenir douloureuses. On voyait aussi survenir des symptômes d'irritation gastrique qui se dissipaient assez promptement par les bains généraux et un régime rafraîchissant.

Le lieu d'élection des vésicules paraissait surtout aux jambes, sur les fesses, le scrotum, la verge, les épaules, les coudes, les avant-bras et la face dorsale des mains. Les individus sanguins et robustes paraissaient plus disposés à cette maladie. Les marins du pays naviguant dans la rivière, les pêcheurs, sont généralement atteints de cette affection cutanée ; ils en attribuent la cause aux eaux de la Plata et à l'usage presque exclusif du poisson. Je crois que les vicissitudes atmosphériques doivent exercer une grande influence sur le développement de cette maladie ; le froid humide, le vent du nord-est peuvent aussi faire valoir leur action nuisible.

L'automne et l'hiver paraissant être les époques les plus propres au développement de cette maladie, elle s'est montrée très-rebelle aux anti-psoriques ordinaires. Cependant la préparation, qui a paru le mieux réussir, est un mélange égal de savon et de soufre sublimé délayé dans l'eau. J'ai aussi retiré quelques avantages de l'application d'un onguent fait avec partie égale de cérat et d'onguent mercuriel, en y joignant un traitement rafraîchissant : les bains émollients, les bains sulfureux.

L'activité avec laquelle se faisait le service de la rivière fatiguait beaucoup nos jeunes matelots. Il eût été du devoir des amiraux, commandant dans ces parages, de réclamer pour le remplacement des navires après quinze mois de séjour dans la Plata. Il eût été aussi urgent, pendant le blocus de Buenos-Ayres, d'avoir, sur un des points de la côte, un établissement où l'on aurait disposé les hommes malades de chaque bâtiment, puisqu'on avait fermé la maison de santé qui avait été établie dans la rade de Rio-Janeiro, à Saint-Domingue. On aurait pu ouvrir un hôpital dans la ville de Montevideo, le gouvernement oriental ayant mis un vaste local à la disposition de l'escadre française, où logeaient des ouvriers d'artillerie et le second chirurgien de la frégate amirale; tandis qu'on était obligé de déposer les malades sur l'île Martin-Garcia, où les habitations étaient construites en terre humide; là, on les entassait dans des chaumières ou cahuttes mal construites et peu aérées, faites de terre argileuse, et couvertes de chaume qui ne pouvait abriter de la pluie.

OBJETS

D'HISTOIRE NATURELLE

RECUEILLIS

SUR LES BORDS DE LA PLATA.

OISEAUX.

Vanneau armé.
Aigrette blanche.
Ibis coléoptère.
Pic des champs.
Pic-vert et noir.
Échasse à manteau noir.
Guira canthara.
Thimanou.
Étourneau militaire.
Tyran bentèvé.
Troupial rouge d'Antigue.
Ornithéros ou fournier roux.
Carrouge.
Gobe-mouche à longue queue.
Id. ruben.
Id. savana.
Bruant.
Tachifone huppe rouge.
Tangara à diadème.
Id. tricolore.
Id. à tête bleue.
Cassique noir et jaune.
Embérisaïde à longues bandes.
Pluvier à collier.
Merle commersan.
Chardonneret du Canada.
Roitelet omnicolor
Oiseau-mouche vert.
Oiseau-mouche l'angel.
L'oiseau-mouche grand rubis.

INSECTES.

Phanænus splendidulus.
Mégaceras abderus.
Caprobius smarogdulus.
Carascelis venussa.
Cyrtonasa subrugosa
Cyphus gilbber.
Dogqhora congregata.
Chalppus gagates.
Trogossita ænea.
Phileurus vervet.
Necrodes callaris.
Naupactus bipes.
Acanthoderus luctuosus.
Trachyderes thoracicus.
Trachyderes striatus.
Cassida bistrilineata.
Cyrtonota cyanescens.
Botanochara angulata.
Nycselia picipes.
Doryphora latrimculoria.
Cicanthoderus.
Clytus brasiliensis.
Cosmisoma aulicum.
Trox leprosus.
Palychalca nodara.
Oncideres impluviatus.
Diptique.

COQUILLES.

Buccins.

Volutes de la pêche.
Tritons.
Patalles.
Nérites.
Néritines.
Oricules en grandes variétés.
Ampullaire brésilienne.
Mulette orbiculaire.
Anodonthes.
Bulines boucheroses.
Ampullaires communes.
Solaine blanc.
Trigonies.
Hélice.
Oscabrion.

MINÉRAUX ET CRISTALLISATIONS.

Amphibolite, roche contenant du feldspath, du quartz et de l'amphibol.
Quartz améthiste.
Mica pur.
Agathe rouge veinée.
Gness.
Cristal de roche.
Agathe.
Granit et mica.
Fer sulfuré.
Bois pétrifié.

PAPILLONS.

Perrhebus.
Thoas.
Scamander.
Pieris antadice.
Colias pyrrhothea.
Vanessa nuntera.
Colias Vautieri.
Arginis columbina.
Spinx Carolina.
Agraulis Vanillæ.
Danaïs archipus.
Terias agave.
Terias albula.
Vanessa larinia.
Spinx alope.
Phalena odora.
Phalena perlatta.
Blonfildii.
Nymphalis.

REPTILES.

Le tatou dusipus.

FIN.

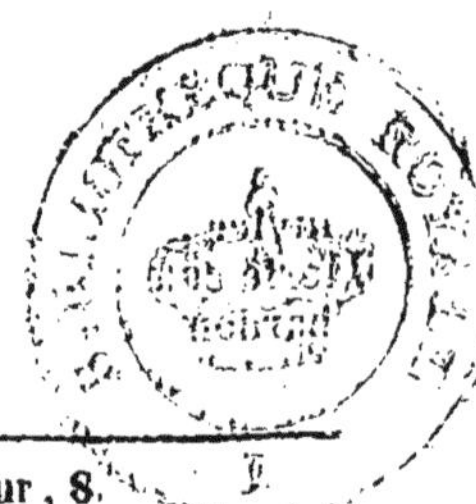

A. HENRY, Imprimeur, rue Gît-le-Cœur, 8.

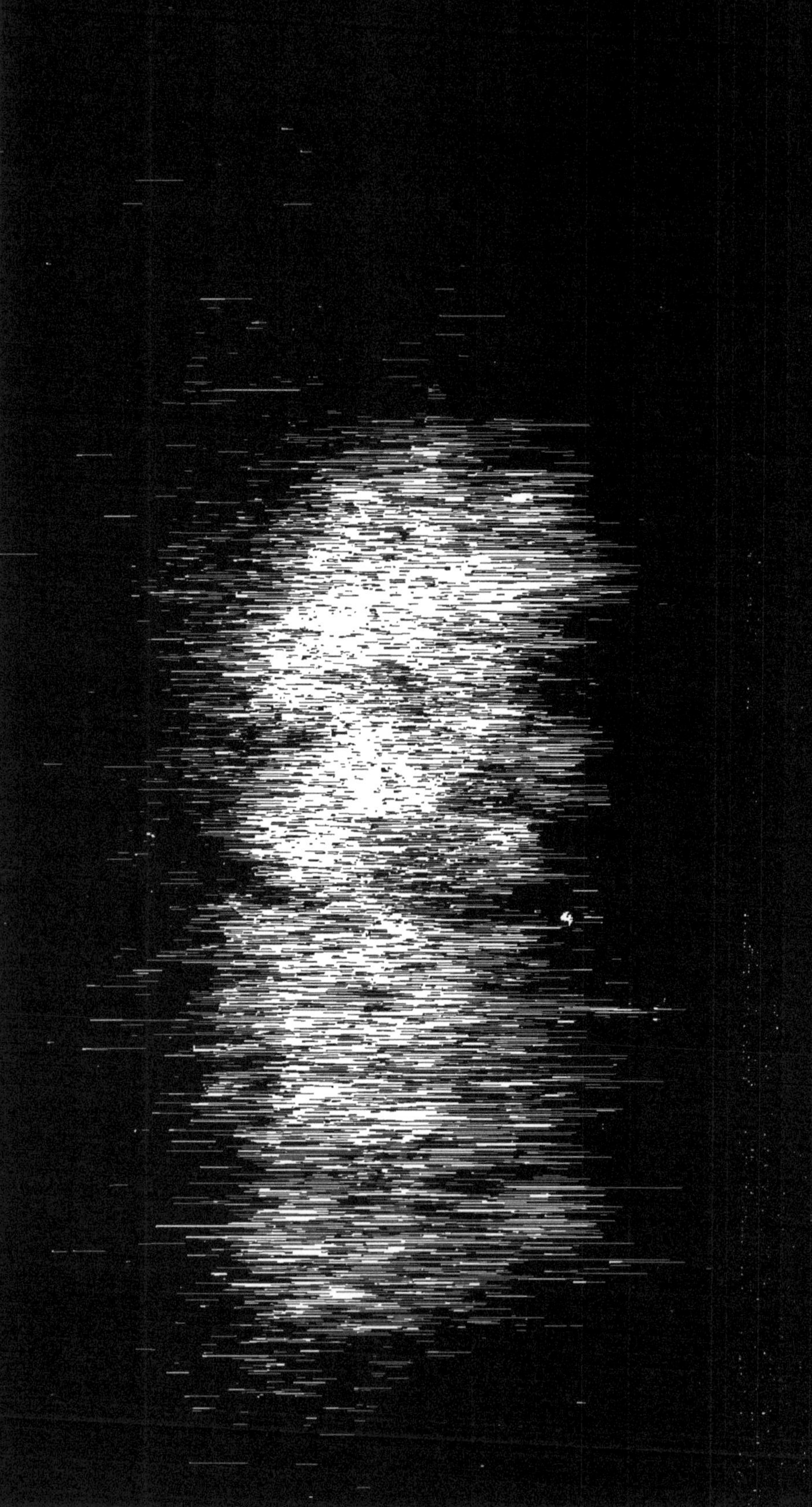

www.ingramcontent.com/pod-product-compliance
Ingram Content Group UK Ltd.
Pitfield, Milton Keynes, MK11 3LW, UK
UKHW020347250726
13967UKWH00005B/2164

9 782012 97410